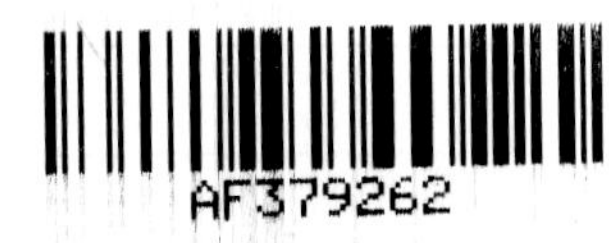
AF379262

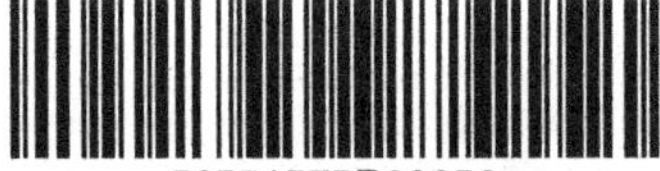